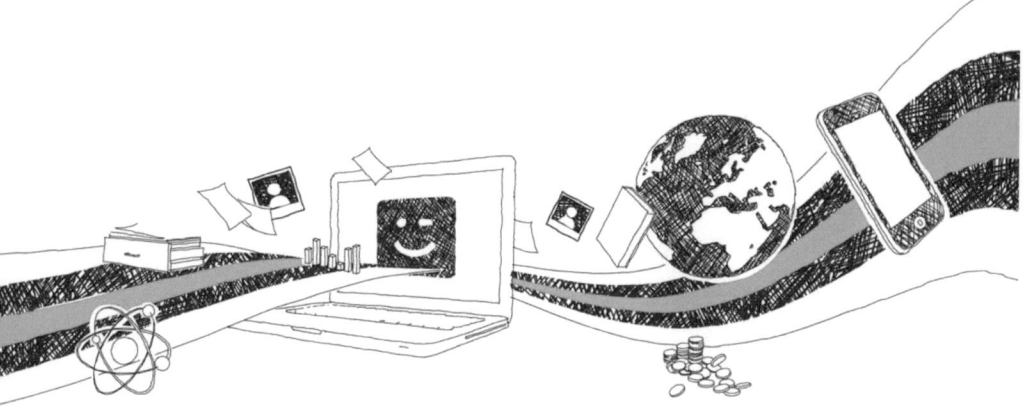
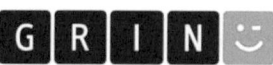

Jasmin Nicole Schmid

Arbeitsmarktpolitische Herausforderungen des demografischen Wandels. Die ältere Belegschaft zwischen Age Management und Ruhestand

GRIN Verlag

Bibliografische Information der Deutschen Nationalbibliothek:

Die Deutsche Bibliothek verzeichnet diese Publikation in der Deutschen National-bibliografie; detaillierte bibliografische Daten sind im Internet über http://dnb.d-nb.de/ abrufbar.

Impressum:

Copyright © 2014 GRIN Verlag GmbH
Druck und Bindung: Books on Demand GmbH, Norderstedt Germany
ISBN: 978-3-656-69510-3

Dieses Buch bei GRIN:

http://www.grin.com/de/e-book/276222/arbeitsmarktpolitische-herausforderungen-des-demografischen-wandels-die

GRIN - Your knowledge has value

Der GRIN Verlag publiziert seit 1998 wissenschaftliche Arbeiten von Studenten, Hochschullehrern und anderen Akademikern als eBook und gedrucktes Buch. Die Verlagswebsite www.grin.com ist die ideale Plattform zur Veröffentlichung von Hausarbeiten, Abschlussarbeiten, wissenschaftlichen Aufsätzen, Dissertationen und Fachbüchern.

Besuchen Sie uns im Internet:

http://www.grin.com/

http://www.facebook.com/grincom

http://www.twitter.com/grin_com

Jasmin Schmid

Arbeitsmarktpolitische Herausforderungen des demografischen Wandels: Die ältere Belegschaft zwischen Age Management und Ruhestandserwartung

Inhaltsverzeichnis

1. Einleitung

Der demografische Übergang birgt zahlreiche Herausforderungen für Wirtschaft, Politik, Gesellschaft und Wissenschaft. Die zu beobachtende Knappheit jüngerer Fachkräfte, das höhere gesetzlich geregelte Renteneintrittsalter und die mangelnde Attraktivität Deutschlands für hochqualifizierte Zuwanderer lassen die Potenziale der älteren Belegschaft in Unternehmen immer wichtiger werden. Daher werden viele Unternehmen in Zukunft mehr darauf angewiesen sein, die Stärken älterer Arbeitnehmer trotz des bevorstehenden Eintritts in den Ruhestand bestmöglich zu nutzen und ein sinnvolles Age-Management zu betreiben. Die Erwartungen bezüglich des Ruhestands können von dem Age-Management ebenfalls positiv beeinflusst werden und einen nachhaltigen Effekt auf den Unternehmenserfolg als Ganzes beitragen (vgl. Holz & Da-Cruz, 2007). Inwieweit die ältere Belegschaft sich zwischen Age-Management und Ruhestandserwartung befindet und in welcher Weise die Betriebe agieren, wurde in meinem Referat im Rahmen des Seminars vorgestellt und soll nun im Folgenden noch einmal erläutert werden.

2. Age-Management

Der finnische Wissenschaftler Juhani Ilmarinen hat sich seit mehreren Jahrzehnten die Verbesserung der Arbeitsfähigkeit aller Beschäftigtengruppen durch Generationen-Management im Lebenslauf zur Aufgabe gemacht und entwickelte eine meinem Erachten nach äußerst treffende Definition des Begriffs Age-Management:

> Age management means managing the work ability of personnel and the success of the enterprise. It is the everyday management and organization of work from the viewpoint of the life course and resources of people whether the changes are caused by the ageing process or by other age-related factors (Ilmarinen, 2005, S. 233).

Der utilitaristisch orientierte Unternehmenswert ist hierbei nämlich nicht ausgeklammert. Trotzdem geht es auch um das Wohl des Arbeitnehmers, wenn es weiter heißt „The most noble and precious objective of age management is to ensure that employees have the prerequisites for a good life ..." (Ilmarinen, 2005, S. 234). Weitere Ziele des Age-Managements seien zum Beispiel die Verbesserung des Wissens über das Altern, Förderung von Gesundheit und Arbeitsfähigkeit sowie Produktivität, lebenslanges Lernen, altersfreundliche Arbeitsregelungen und die Ermöglichung eines würdevollen Übergangs in den Ruhestand (vgl. Ilmarinen 2012).

Durch umfangreiche Forschungsarbeiten Ilmarinens zur Arbeitsfähigkeit älterer Arbeitnehmer konnten individuelle Hauptfaktoren ausfindig gemacht werden. Die Forschungsergebnisse lassen sich in Form eines „Hauses der Arbeitsfähigkeit" (Ilmarinen, 2012, S. 3) mit vier Stockwerken veranschaulichen. Die drei unteren Stockwerke des Hauses beschreiben die individuellen Ressourcen: Gesundheit, Kompetenz und Arbeitssituation (Werte, Einstellung, Motivation). Das vierte Stockwerk steht für das Arbeitsleben (Arbeit, Arbeitsumgebung, Führung). Die Arbeitsfähigkeit spiegelt also das Verhältnis zwischen Arbeit und individuellen Ressourcen wider. Demnach gilt die Regel: „passen Arbeit und individuelle Ressourcen gut zusammen, ist die Arbeitsfähigkeit gut" (Ilmarinen, 2012, S. 3). Die Treppenstufen zwischen den einzelnen Stockwerken verdeutlichen die Wechselwirkungen zwischen sämtlichen Stockwerken des Hauses und auch die Einbettung in die Gesellschaft (mit Kultur, Gesetzgebung, Bildungspolitik und Sozial- und Gesundheitspolitik) betont, dass keine Unternehmenshandlungen im luftleeren Raum geschehen, sondern diese wiederum gebunden sind an umliegende Bedingungen. Die Treppen und der Balkon am dritten Stockwerk unterstreichen, dass auch Wechselwirkungen zwischen den Stockwerken und der Außenwelt bestehen (vgl. Ilmarinen 2012).

Doch nicht nur die vier Stockwerke des beschriebenen Modells sind Voraussetzungen für Arbeitsfähigkeit, Age-Management und damit eine zufriedenere Arbeitssituation. Auch Sensibilisierung für die Belange älterer Arbeitnehmer, Zusammenarbeit aller beteiligten Akteure, kontinuierliche Kommunikation und Evaluierung und Bewertung sind Bedingungen, die vorhanden sein müssen (vgl. Naegele & Walker, 2007). Nur unter diesen Voraussetzungen können acht Dimensionen des gelingenden Age-Managements erreicht werden. Diese setzen sich wie folgt zusammen: Personalbeschaffung, lebenslanges Lernen, Karriereentwicklung, flexible Arbeitszeitgestaltung, Gesundheitsschutz und -förderung, Personalumsetzung, Unternehmensaustritt und Übergang in den bevorstehenden Ruhestand sowie ganzheitlich umfassende Ansätze, die alle Aspekte der Personalpolitik von der Einstellung bis zum Erwerbsaustritt umfassen (vgl. Naegele & Walker, 2007).
Ein bereits aufgeführtes Ziel und eine Dimension des Age-Managements war die Ermöglichung eines würdevollen Übergangs in den Ruhestand. Doch welche Erwartungen gehen mit dem Lebensereignis einher?

3. Ruhestandserwartungen

Allein der Begriff Ruhestand ist ein bezeichnendes Wort, beinhaltet es zum einen Ruhe und zum anderen Stand, im Sinne von Stillstand und somit gleich in zweierlei Hinsicht den Gegensatz zu Leben und Lebendigsein (vgl. Meinolf 2004). So wie die sich im Ruhestand Befindenden als Menschen und Persönlichkeiten unterschiedlich sind, so sind dies auch die Bedingungen des Ruhestands, die Erwartungen an ihn und die vorangegangenen Arbeitswelten. Es ist wichtig, sich der individuellen Komponente des Themas bewusst zu sein und sich klar vor Augen zu führen, dass es den Ruhestand als solchen nicht gibt. Doch trotzdem lässt sich verallgemeinernd sagen, dass das altersbedingte Ausscheiden des Erwachsenen aus dem Berufsleben einen enormen Umbruch in mehreren, ja nahezu allen Lebensbereichen darstellt. Bewusstwerden des eigenen Alters, Status-, Rollen- und Werteverlust in der Leistungsgesellschaft, meist geringere Einkünfte, Neustrukturierung der Zeitabläufe und Tätigkeiten und Veränderung der Sozialkontakte sind typische Begleiterscheinungen des Ruhestands. Da es auch den typischen Eintritt in den Ruhestand nicht gibt, ist es notwendig, sich mögliche Bedingungen der Ruhestandsverarbeitung zu verdeutlichen, die beeinflussen können, ob die Zeit nach der Erwerbstätigkeit als positiv oder negativ gewer-

tet wird. Will man die Ergebnisse vieler empirischer Studien zu den psychosozialen Auswirkungen des Ruhestands zusammenfassen und einen Überblick über die Vielzahl der
möglichen Variablen auf die Ruhestandsverarbeitung und -erwartung geben, so ergibt sich
das Modell von Mayring 1990, welches im Referat bereits dargestellt wurde. Nach diesem
können gesellschaftlich-politische, historische, individuell biografische, individuell aktuel-
le, soziale, berufliche und betriebliche Bedingungen eine Rolle spielen. Je nach individuellen Geschehnissen zeigen sich Auswirkungen auf verschiedene Lebensbereiche, die sehr
maßgebend sind und somit eine völlige Neuorientierung des sich im Ruhestand Befindenden abverlangen. Doch wenn betriebliche Faktoren die Ruhestandserwartung beeinflussen,
inwieweit kann dann das Age-Management damit in Verbindung gebracht werden?

4. Handlung(-sbedarf) der Betriebe

In erster Linie stellt das Age-Management an das strategische Personalmanagement eines
Unternehmens große Ansprüche. Dieses soll nämlich in der Lage sein, die bereits erwähn-
ten acht Dimensionen des Age-Managements Wirklichkeit werden zu lassen und somit für
die ältere Belegschaft als auch für das Unternehmen Gewinne zu generieren (vgl. Naegele
& Walker 2007). Die Sicherstellung der Informationsweiterleitung, Verbesserung der Arbeitsbedingungen, das Anbieten von Weiterbildungen (z.b. Work-Life-Balance, Gesund-
heitskurse etc.) und unterschiedlichen Arbeitszeitmodellen sowie das Akquirieren von
Nachwuchskräften, die Gewährleistung von Wissenstransfer und die Planung, Umsetzung
und Evaluation sind Erfolgsfaktoren für das Age-Management, wenn sie Maßnahmen er-
greifen wollen, um mehr auf die Belange der älteren Belegschaft einzugehen und deren
Ruhestandserwartungen zu ihrem Gunsten zu verändern (vgl. Holz & Da-Cruz, 2007).
Ein zufriedener Arbeitnehmer ist verstärkt dazu bereit, auch nach Erreichen der Ruhe-
standseintrittsgrenze noch für das Unternehmen in Form von Ehrenamt oder Minijob weiterhin tätig zu sein. Auch ist die Informationsweiterleitung im Sinne von positiver Mund-
propaganda gewährleistet, wenn ein glücklicher Arbeitnehmer in den Ruhestand entlassen
wird. Dieser ist nämlich durchaus in der Lage, Marketing für das Unternehmen zu betreiben und zum Beispiel Familienangehörige zu rekrutieren. Personalbeschaffung benötigt
nicht immer zeitaufwändige Messenbesuche und kostspielige Unternehmenswerbung.

Ein gelungenes Beispiel eines solchen Age-Managements lässt sich bei der Aktiengesell-
schaft SAP in dem Projekt „Active @ work" (Lotzmann, 2007, S. 80) finden. Durch
Kommunikation, die über Newsletter, Mitarbeiterzeitung und Homepage betrieben wurde,
machte man auf die Idee eines geplanten Age-Managementsansatzes und auf die Belange
älterer Mitarbeiter aufmerksam. Jobrotation in gemischten Teams ermöglichte den Wissenstransfer und die Nutzung generationsspezifischer Fähigkeiten (vgl. Lotzmann, 2007).
Die plan- und gestaltbare Lebensarbeitszeit (vgl. Sättele, 2007) wurde als ein Arbeitszeit-
modell den Arbeitnehmern bei SAP möglich gemacht sowie die Förderung von Innovatio-
nen. Zukunftswerkstätten mit altersgemischten Teams ließen zahlreiche Ideen entwickeln
und kreative Prozesse gewinnbringend entstehen. Um die Leistungsfähigkeit nachhaltig zu
erhalten, wurden Schulungen und Sportangebote erschaffen. Diese sollten ferner zur Un-

terstützung bei der Eigenverantwortung zu Gesundheit und Lebensbalance beitragen (vgl. Lotzmann, 2007).

Doch trotz der Existenz vereinzelter Unternehmen gibt es weiterhin zahlreiche Negativbeispiele, die dringenden Handlungsbedarf aufweisen. Nicht selten gilt die ältere Belegschaft als ökonomisch unwichtig, aufgrund mangelnder Produktivität oder geringerer Anwesenheitsdauer im Unternehmen beispielsweise durch Altersteilzeit. Ebenfalls wird ihnen häufig mangelnde Zukunftsfokussierung durch den bevorstehenden Ruhestand unterstellt. Ältere Arbeitnehmer werden als Randgruppe gesehen und es wird ihnen zu wenig Beachtung geschenkt. Viele Weiterbildungsangebote von Unternehmen zielen auf Nachwuchskräfte ab und sind auch lernpsychologisch nicht auf die Bedürfnisse Älterer angepasst. Des Weiteren kommt hinzu, dass Weiterbildungen häufig von Weiterbildnern angeboten werden, die eigenen kommerziellen Gewinn erzielen möchten, so zum Beispiel bei Vertretern von Rentenversicherungen oder bestimmten Freizeitangeboten. Vorbereitungskurse für den Ruhestand werden sehr häufig nur von Volkshochschulen und nicht als Schulung im Unternehmen angeboten. Personalinstrumente die Ruhestandsregelungen und -möglichkeiten betreffen, werden häufig nicht ausreichend thematisiert. Informationen gelangen nicht genügend an die Arbeitnehmer, die nicht um ihre potentiellen Möglichkeiten und Rechte wissen und somit in ihren Erwartungen gegenüber dem bevorstehenden Ruhestand häufig verunsichert sind (vgl. Kiefer, 1997).

5. Schluss

Vor dem Hintergrund der Relevanz und Dringlichkeit von Generationsproblemen im Unternehmen und der individuellen Ruhestandserwartungen lässt sich konstituieren, dass zwar vereinzelte Unternehmen sich dem Thema Age-Management und auch den verschiedenen Erwartungen und der Informationsbereitschaft zum Ruhestand annehmen, sich aber durch zahlreiche Stigmatisierungen der älteren Belegschaften gegenüber zu wenig Betriebe dem demografischen Übergang angepasst haben (vgl. Oertel, 2007). „Unternehmen, die sich den Herausforderungen zum jetzigen Zeitpunkt nicht stellen, werden in der Zukunft Schwierigkeiten haben, entsprechende Versäumnisse aufzuholen" (Holz & Da-Cruz, 2007, S. 21). Die Beobachtung des Zeitgeistes und der Veränderungen in der Personalstruktur eines Unternehmens kann für Arbeitnehmer sowie für den Unternehmenserfolg äußerst gewinnbringend sein. „In einem sich verändernden Arbeitsmarkt sollte die Integration älterer Mitarbeiter daher stärker als Chance denn als Risiko begriffen werden" (Holz & Da-Cruz, 2007, S. 21).

Literaturverzeichnis

Bücher:

- Clemens, Wolfgang. (2012). Vorbereitung auf und Umgang mit Pensionierung. In H.-W. Wahl; C. Tesch-Römer; J. Ziegelmann (Hrsg.), *Angewandte Gerontologie. Interventionen für ein gutes Altern in 100 Schlüsselbegriffen* (S. 218-223). Stuttgart: Kohlhammer.

- Holz, Melanie; Da-Cruz, Patrick. (2007). Neue Herausforderungen im Zusammenhang mit alternden Belegschaften. In M. Holz; P. Da-Cruz (Hrsg.), *Demografischer Wandel in Unternehmen. Herausforderung für die strategische Personalplanung* (S. 13-22). Wiesbaden: Gabler.

- Ilmarinen, Juhani. (2005). *Towards a longer worklife! Ageing and the quality of worklife in the European Union.* Helsinki: Finnish Institute of Occupational Health, Ministry of Social Affairs and Health.

- Ilmarinen, Juhani. (2012). *Förderung des aktiven Alterns am Arbeitsplatz.* Jyväskylä: Europäische Agentur für Sicherheit und Gesundheitsschutz am Arbeitsplatz

- Kiefer, Tina. (1997). Von der Erwerbsarbeit in den Ruhestand. Theoretische und empirische Ansätze zur Bedeutung von Aktivitäten. Bern: Huber.

- Lotzmann, Natalie. (2007). Diversity Management bei der SAP AG. In M. Holz; P. Da-Cruz (Hrsg.), *Demografischer Wandel in Unternehmen. Herausforderung für die strategische Personalplanung* (S. 69-88). Wiesbaden: Gabler.

- Mayring, Philipp. (1990). *Pensionierung.* Augsburg: Univ.

- Meinolf, Peters. (2004). *Klinische Entwicklungspsychologie des Alters. Grundlagen für psychosoziale Beratung und Psychotherapie.* Göttingen: Vandenhoeck & Ruprecht.

- Naegele, Gerhard; Walker, Alan. (2007). *Ein Leitfaden für gute Praxis im Altersmanagement.* Dänemark: Europäische Stiftung zur Verbesserung der Lebens- und Arbeitsbedingungen.

- Oertel, Jutta. (2007). *Generationenmanagement in Unternehmen.* Wiesbaden: Dt. Univ.-Verlag.

- Sättele, Annette. (2007). Arbeitsrechtliche Aspekte der Beschäftigung älterer Arbeitnehmer. In M. Holz; P. Da-Cruz (Hrsg.), *Demografischer Wandel in Unternehmen. Herausforderung für die strategische Personalplanung* (S. 89-98). Wiesbaden: Gabler.